DE LA
MORTALITÉ
DE LA
PREMIÈRE ENFANCE
DANS LA VILLE DE TOUL

ET DES

MOYENS DE LA COMBATTRE

SOCIÉTÉ PROTECTRICE DE L'ENFANCE, CRÈCHE

PAR LE Dr ÉMILE BANCEL,

Membre du Bureau de bienfaisance.

————◦◦❊◦◦————

TOUL.

Imprimerie de T. LEMAIRE, place de la Cathédrale, 6.

1875.

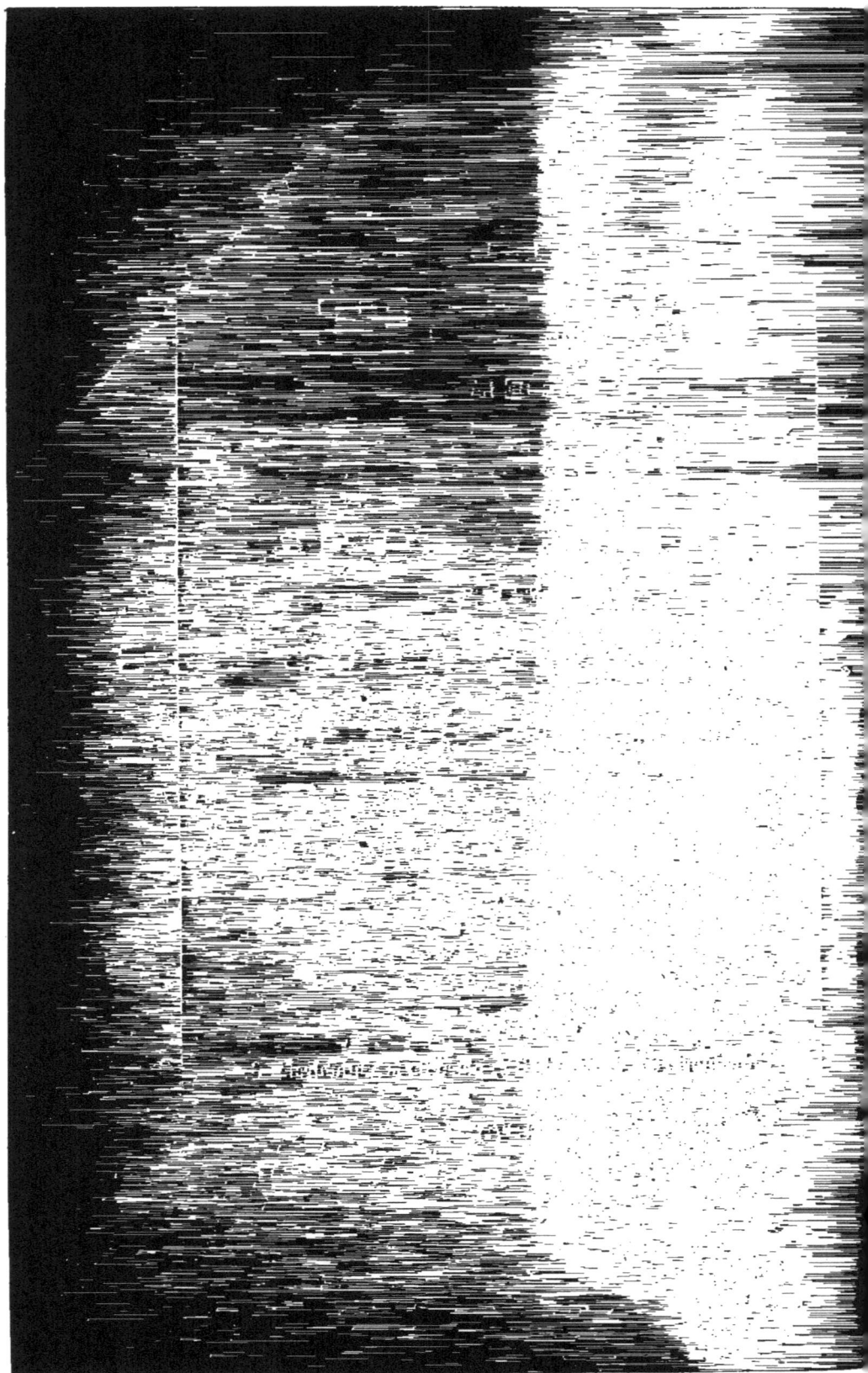

DE LA

MORTALITÉ

DE LA

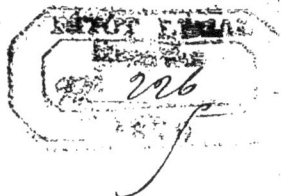

PREMIÈRE ENFANCE

DANS LA VILLE DE TOUL

ET DES

MOYENS DE LA COMBATTRE

SOCIÉTÉ PROTECTRICE DE L'ENFANCE, CRÈCHE

Par le Dr Emile BANCEL,
Membre du Bureau de bienfaisance.

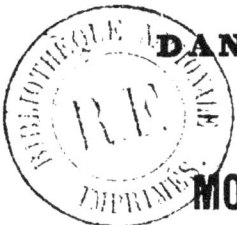

———

TOUL.

Imprimerie de T. LEMAIRE, place de la Cathédrale, 6.

—

1875.

Le mouvement de la population en France est inquiétant au point de vue de l'avenir. Les naissances diminuent ; les décès sont, par rapport aux naissances, dans une proportion considérable : aussi l'accroissement de la population y est-il quatre fois plus lent qu'en Angleterre, en Prusse, en Russie, et même en Espagne. A ce point de vue, la France occupe le dernier rang.

Si cette situation se prolonge, elle constituera un véritable danger. Dans l'Europe entièrement militarisée, les guerres n'étant plus que d'immenses écrasements, le succès appartiendra surtout au nombre. Notre malheureux pays, convaincu par une triste expérience qu'il faut ajourner ses généreuses utopies de fraternité internationale, et subissant la nécessité de rendre tout citoyen soldat, ne doit espérer son salut que dans le nombre et la vigueur des hommes capables de porter les armes. A nous donc, hygiénistes, incombe le devoir de rechercher les moyens d'accroître et d'améliorer la population ; si nous voulons assurer la loi du recrutement, la réorganisation de l'armée, préoccupons-nous d'abord de la constitution, de la réorganisation de la vie humaine ; diminuons cette mortalité désolante qui met en péril u tre avenir et notre puissance.

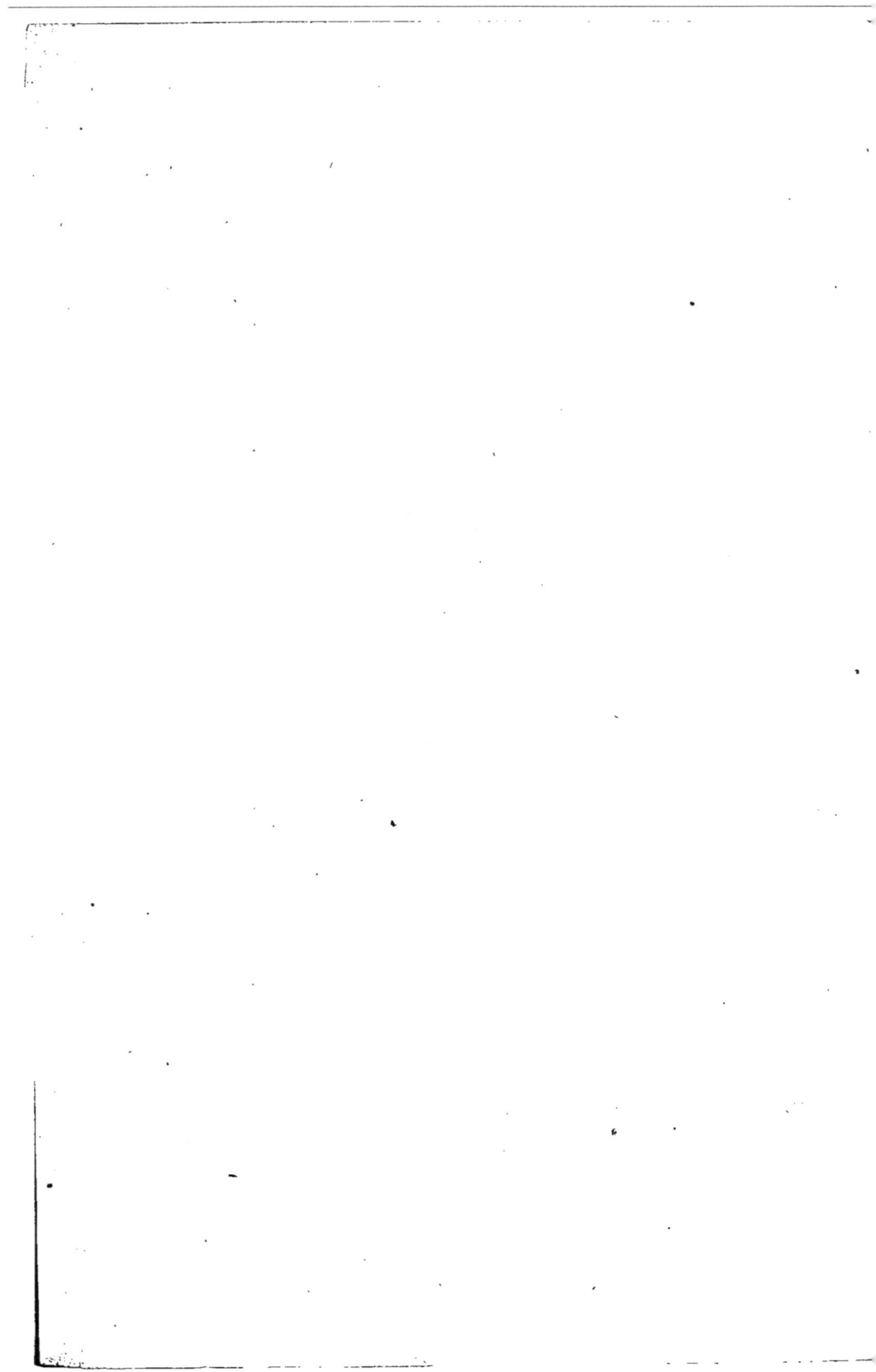

MOUVEMENT GÉNÉRAL DE LA POPULATION.

Naissances. D'après le recensement de 1872, la population municipale de la ville de Toul n'a pas sensiblement varié ; elle est de 6930 au lieu de 6852 (1).

On compte un mariage sur 133 habitants, 1 naissance sur 49, et 2,7 enfants par union (2).

Ces proportions peu satisfaisantes prouvent le peu de fécondité des unions par rapport aux autres départements, où la moyenne est de 1 naissance sur 57 habitants. En Russie, la moyenne est de 1 sur 22 ; en Prusse 1 sur 26 ; en Angleterre, 1 sur 30. La fécondité est, dit-on, en raison inverse de la civilisation.

Nous ne reviendrons pas sur ce que nous disions dans un précédent travail (3) relativement au célibat, absolu ou temporaire, imposé à une portion considérable de la population virile : au besoin de bien-être excessif qui inspire aux conjoints un sentiment fâcheux de prévoyan-

(1) Celle de l'arrondissement est de 58368 ; depuis 1866 elle a donc subi une diminution de 2041 habitants qui peut être imputée à la guerre de 1870.

(2) En France 3,2 enfants par union.

(3) *Des maladies sporadiques et endémiques de l'arrondissement de Toul*, pages 9 et suivantes.

ce, et qui les porte à redouter les enfants à l'égal d'un malheur ; enfin à la débauche, qui détermine souvent la dégradation physique et la stérilité. Ces causes diverses expliquent notre faible natalité, et compromettent l'accroissement de notre population.

Mort-nés. Dans la ville, le nombre des mort-nés est toujours trop élevé : 48 sur 850 naissances, soit 5,6 pour 100 : (en France, il est de 3,5 pour 100). Celui des avortements échappe à tout contrôle statistique, mais il est assez important pour provoquer les méditations du corps médical. En réfléchissant à la malheureuse situation des filles-mères, que la séduction et l'abandon conduisent aux résolut ot s les plus désespérées, il est permis de croire que le rétablissement des tours diminuerait le nombre des infanticides. Dans notre état social, dit éloquemment M. J. Guérin, la fille-mère est une réprouvée, et l'enfant naturel un paria. Pour la mère, l'enfant est un fardeau matériel et un stigmate moral. Elle n'a d'autre préoccupation que de faire disparaître le témoignage de sa faiblesse et de sa honte. Rien ne lui coûte pour arriver à ce but : l'avortement d'abord, l'infanticide ensuite. — Que d'enfants venus avant terme, ou déclarés mort-nés, ont été victimes de manœuvres criminelles ! Que d'infanticides par omission échappent à l'application de la loi !

Mortalité. La mortalité est en fâcheux progrès (1 décès sur 32 habitants), surtout proportionnellement aux naissances. On constatait, en 1861, 95 naissances pour 100 décès ; en 1866, 88 naissances ; en 1872, on n'en compte que 65,3 pour 100 (1). Même en supprimant dans ce

(1) 1299 décès pour 850 naissances, en six ans.

calcul la funeste année 1870 qui nous a donné 315 décès et 160 naissances, il reste encore pour les cinq autres
années une proportion de 100 décès pour 70 naissances
seulement.

Ces résultats statistiques ne s'expliquent par aucune
épidémie désastreuse ; constatés bien avant la guerre, ils
persistent dans les années suivantes, et ils produiraient
une dépopulation rapide, si Toul ne recrutait des éléments
étrangers, infirmes, âgés, empressés de participer aux
largesses de la charité publique. Nous avons la preuve
de cette diminution de nos forces vives dans la répartition
entre les deux âges extrêmes. Sur 100 individus on
trouve :

	1861	1866	1872
Enfance (0 à 15 ans)	28	25,65	22,25
Vieillesse (60 ans et au-delà)	11,81	14,49	15,71

Mortalité de la première enfance. Depuis plusieurs
années, la mortalité de la première enfance préoccupe
les économistes, et les médecins En 1870, à la suite d'une
longue et brillante discussion, l'Académie de méd cine
chargea une commission de rechercher les moyens de
pa e à la terrible mortalité des enfants du premier âge.
Après la guerre, qui interrompit ses études, on reprit
l'examen de cette grave question ; de toutes parts des
documents surgirent, et les travaux de MM. Félix Boudet,
Brochard, de Lyon, Broca, J. Guérin, Decaisne, Lagneau,
Bertillon, etc., mirent en lumière des vérités saisissantes.

La mortalité moyenne des enfants est, dans la première année, de 18 0/0 en France. A Toul, cette proportion est plus élevée : pour 850 naissances, on compte 199 décès de 0-1 an, et 59 de 1-2 ans, soit 258 décès de 0 à 2 ans.

Sur 100 nouveau-nés il y en a donc 23,4 qui meurent pendant la première année, et 30,3 n'atteignent pas l'âge de deux ans.

Si nous recherchons les causes des décès de nos 258 enfants, nous les trouvons ainsi réparties : entérite, gastro-entérite, 133 (51 pour 100 des causes de décès) ; affections pulmonaires, 45 ; affections cérébrales, 18 ; faiblesse congénitale, 22 ; fièvre typhoïde, 3 ; variole, 4 (âgés de moins d'un an et non vaccinés) ; scarlatine, 3 ; rougeole, 3 ; diverses, 9 ; inconnues, 13 ; accidents (brûlure, asphyxie), 5.

Pour tout observateur impartial, il est bien évident que la plupart de ces maladies pourraient être conjurées par une hygiène préventive ; il est facile de le démontrer :

L'*entérite,* qui entre pour plus de moitié dans les causes de décès, n'est le plus souvent que le résultat d'une hygiène vicieuse, ignorante ou coupable. L'alimentation des nouveau-nés est fort mal dirigée. Quelques mères, privées par des obstacles de tous genres du bonheur d'allaiter elles-mêmes leurs enfants, ou ne craignant pas de se soustraire à ce devoir qu'impose la nature, se laissent égarer par des préjugés dénotant l'ignorance des règles les plus élémentaires de l'alimentation et de l'éducation physique des enfants du premier âge. Non contentes d'employer l'allaitement artificiel, toujours in-

férieur à l'allaitement maternel, et fréquemment dange-
reux par ses difficultés d'application, elles lui associent
l'*alimentation prématurée*, et remplacent le lait par des
bouillies indigestes, trop lourdes pour de jeunes organes,
produisant des inflamations mortelles du tube digestif.
Comment des vérités si banales, d'un contrôle journalier
et facile, sont-elles si souvent méconnues?

Les *affections pulmonaires et cérébrales* (24 0/0 des
causes de décès) se contractent souvent comme les éry-
sipèles sous l'influence de l'exposition au froid ou à la
chaleur. Qui de nous n'a gémi à la vue d'ouvriers obli-
gés de travailler à la campagne, emportant dans son ber-
ceau un pauvre petit être qui reste toute la journée exposé
aux vicissitudes de l'atmosphère? Comment ses organes
pulmonaires et cérébraux pourraient-ils supporter impu-
nément de pareilles épreuves, et le moyen d'éviter ce
danger ne s'offre-t-il pas à l'esprit de tout le monde?

Les *morts par accidents*, (brûlure, asphyxie) dénotent
un manque de surveillance que ne peuvent exercer des
parents forcés d'aller au dehors gagner le pain de la
journée.

La *faiblesse native*, cause de 22 décès dans la première
année, est-elle dûe à notre dégénérescence physique?
Nous avons discuté ce point dans une autre publication (1),
et nous ne possédons aucun document de nature à modi-
fier notre opinion. Peut-être se marie-t-on trop jeune;
peut-être des gens peu scrupuleux, entachés par un vice

(1) *Topographie médicale et hygiène de l'arrondissement
de Toul*, 1866.

rédbibitoire (phthisie, syphilis, alcoolisme, etc.), pro-
créent-ils des enfants condamnés par leur stigmate origi-
nel. La misère, qui engendre si souvent la faiblesse
native des enfants, qui les prive de la nourriture et des
soins convenables, trouve à Toul de nombreux soulage-
ments : tout en faisant la part de ces causes diverses,
nous sommes convaincu qu'on sauverait beaucoup de ces
frèles créatures, avec une hygiène préventive.

Enfin, les nombreuses *causes inconnues* indiquent que
le médecin n'a pas été appelé, que l'enfant a été traité
par des médicastres ou par des personnes trop disposées
à oublier leur rôle d'auxiliaires. Peut-être les soins médi-
caux, si nombreux à Toul, auraient-ils arrêté le mal au
début du trouble de la santé.

Quant à l'industrie nourricière, elle n'existe pas ici
comme dans quelques départements, sur une large échelle,
mais on ne saurait nier son influence dans certains cas
de négligence et d'actes criminels commis par des femmes
auxquelles on confie les nouveau-nés. La mort lente,
exempte de violences, est pleine de mystère, et la constata-
tion des décès n'a pas lieu à la campagne.

SOCIÉTÉ PROTECTRICE DE L'ENFANCE.

CRÈCHE.

Les considérations qui précèdent expliquent donc la mortalité de la première enfance, et nous indiquent en même temps le moyen d'y remédier. Il nous faut entourer les enfants de soins et de surveillance, détruire les erreurs qui président à leur première éducation, et, pour atteindre ce but, fonder une *Société protectrice de l'enfance*, institution qui a été reconnue comme établissement d'utilité publique, et qui fonctionne déjà dans plusieurs villes de France, où elle a abaissé le chiffre de la mortalité.

D'après ses statuts, cette société a pour objet : de mettre en honneur et de propager l'allaitement maternel, que réclament si impérieusement la voix de la nature, l'intérêt de la mère, de l'enfant et de l'ordre social ;

De protéger les enfants, dès leur naissance, contre l'abandon, l'incurie, les mauvais traitements, les dangers de tous genres qui les menacent ;

De vulgariser, dans les familles, les préceptes les plus utiles de l'hygiène physique et morale des enfants, et d'en favoriser l'application, afin de préparer, pour l'avenir, des générations saines de corps et d'esprit.

Pour accomplir cette mission, la société recueille des

dons et des souscriptions, elle se recommande à tous les cœurs généreux et surtout aux mères de famille. Elle associe à son conseil d'administration des dames patronnesses, dont le cœur sait si bien compatir aux souffrances et les soulager.

Comme moyen d'action, comme complément indispensable, cette société pourrait fonder une *crèche*, dont nous demandons la création depuis bien des années (1).

La crèche est un établissement destiné à recueillir les enfants des ouvrières qui, pendant les heures de travail, sont abandonnés à des soins insuffisants, ou livrés à de jeunes enfants incapables d'une surveillance ou d'une sollicitude sérieuse. Elle admet les enfants âgés de moins de deux ans, que leurs mères désirent allaiter, tout en continuant à fournir par leur travail à l'entretien de leur ménage.

La crèche reçoit les enfants dès le matin, à l'heure où commencent les journées de travail ; elle les rend, le soir, lorsque ce travail est terminé.

Une ou deux fois dans la journée, la mère vient allaiter son enfant. Dans l'intervalle, celui-ci reçoit l'alimentation supplémentaire dont il a besoin, et les soins d'hygiène et de propreté.

Ainsi la crèche a le grand avantage de maintenir l'allaitement des enfants par leur mère; elle apprend par des conseils, à la mère inexpérimentée, comment elle doit

(1) *Des maladies sporadiques de l'arrondissement* de Toul, 1868. *Mortalité de la première enfance*, page 14.

gouverner son enfant. Suivant l'expression de M. Marbeau, ce digne philanthrope qui fonda la première crèche en 1844, « c'est une école de soins maternels. »

Malgré son utilité, que nous pouvons entrevoir, et que l'expérience a sanctionnée, cette institution, véritable auxiliaire de la famille, a eu ses détracteurs, qui préconisent la crèche à domicile, avec une subvention pécuniaire, accordée à la mère, et représentant à peu près le salaire d'une journée de travail. Ils voudraient la transformation des crèches en simples garderies, où l'on ne recevrait les enfants qu'à partir du sevrage; mais ce système de secours à domicile exigerait des sommes énormes auxquelles la charité ne suffirait pas. De plus, son emploi exclusif, excellent pour les mères qui travaillent chez elles, est moins bon et quelquefois mauvais pour celles dont le travail se fait au dehors.

L'Académie de médecine, consultée par M. le Ministre de l'instruction publique, a chargé M. Delpech, un de ses membres les plus distingués, de rédiger un rapport qui réfute victorieusement les objections et les reproches adressés aux crèches. Après une discussion très approfondie elle a reconnu leur utilité, en émettant certains vœux destinés à en assurer des bons résultats, vœux que l'on retrouve du reste formulés dans la plupart des réglements d'administration des crèches.

Cette fondation, dont l'initiative appartient aux attributions du Bureau de bienfaisance, a sa place toute naturelle et toute faite dans les bâtiments inoccupés de la Maison Dieu : par conséquent ses frais d'installation seraient peu onéreux. Ses ressources pécuniaires annuelles, (dont le chiffre n'a rien d'effrayant, puisque 4 à 5000 francs suffisent à entretenir plus de 30 enfants), peuvent être demandées à la charité publique et privée, à la commune, au département, et nous ne saurions douter du succès d'une œuvre si charitable, si patriotique, au milieu de la population touloise, toujours prête aux bonnes actions.

La ville de Toul ne recule devant aucun sacrifice afin d'offrir à ses enfants toutes les ressources d'éducation, collége, écoles, salle d'asile. Pour compléter son système de secours et d'assistance il ne lui manque qu'une crèche. Le Bureau de bienfaisance, qui a fondé l'œuvre des apprentis, l'œuvre des layettes, celle de l'encouragement aux écoles, etc., peut et doit revendiquer l'honneur de cette dernière œuvre : la création d'une *Société protectrice de l'enfance*, avec fondation d'une *Crèche*.

« La sollicitude pour l'enfance est un signe de vraie « civilisation. »

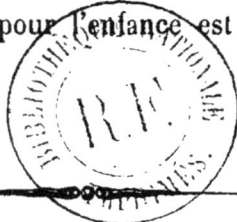

Toul. — Imp. Lemaire.

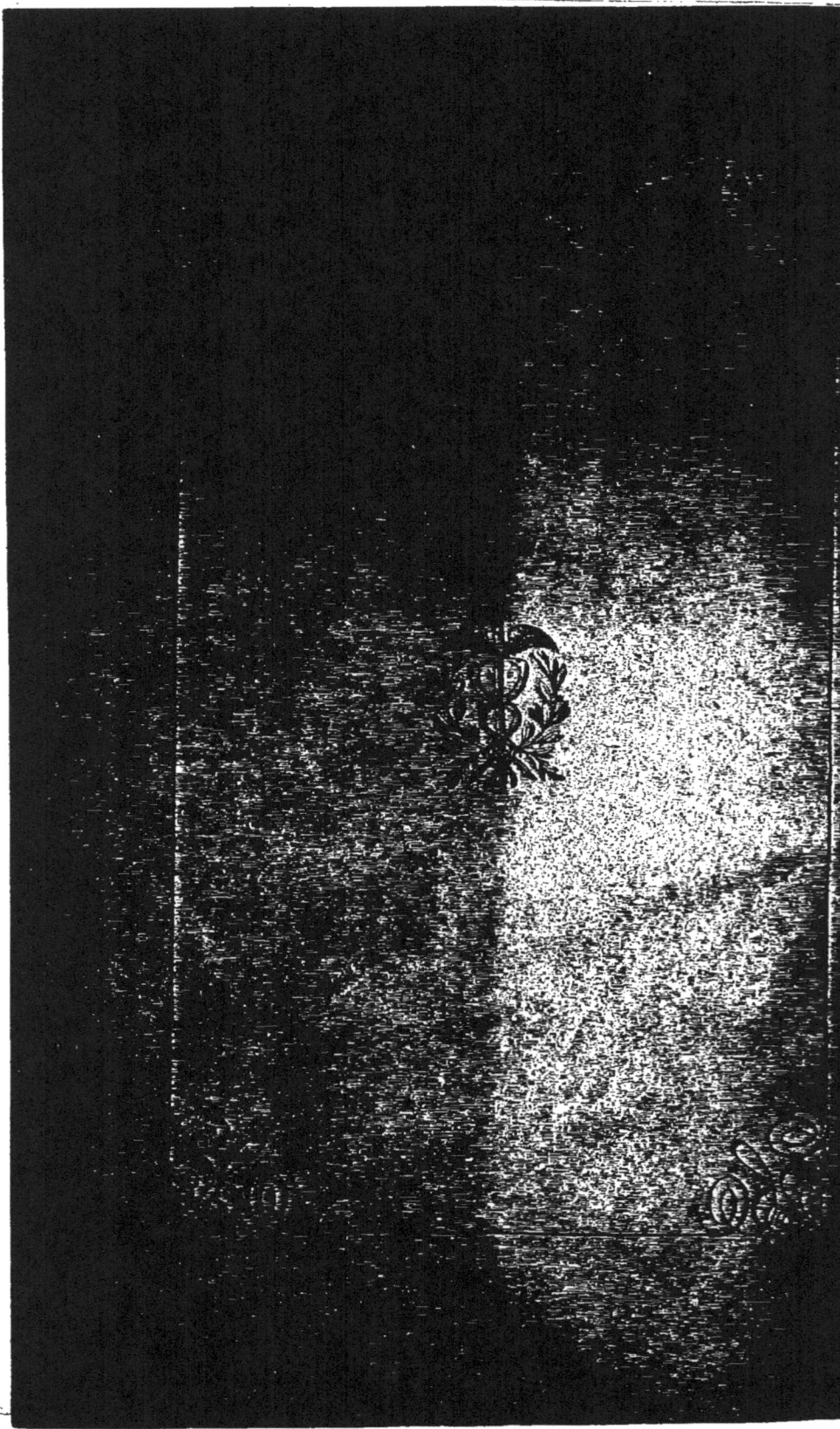

www.ingramcontent.com/pod-product-compliance
Lightning Source LLC
Chambersburg PA
CBHW050400210326
41520CB00020B/6396